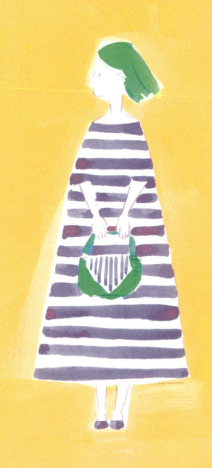

日野原先生から
看護をこころざす人に贈る
35のメッセージ

編集●徳永惠子

日本看護協会出版会

本書は、1999年12月、宮城大学看護学部2年生に向けた故日野原重明先生の特別講義に際し、事前に提出された看護学生からの質問に対する日野原先生の助言を基にしています。

左に学生の質問を、右に日野原先生の助言を記載しています。なお、学生の質問にある「看護婦」「看護職」の表記は、日野原先生の助言にある「ナース」に合わせました。

はじめに

◉ 日野原先生との出会い

　日野原重明先生は、日本の医療とその教育のオピニオンリーダーであり、そのよきあり方を具現化された方です。さらに、日本の医療サービスの中で看護職が対象者の幸福のために多様な専門的役割を担うことができると考え、支援し続けた看護の強い味方でもありました。医療サービスの革新のために看護がはたすべき役割に基づくチャレンジは、先生が天に召された後もいくつかの事業をとおして引き継がれています。

　私は1973年に聖路加看護大学を卒業するまでの4年間と、

先生が教育的医療事業の1つとしてつくられたライフ・プランニング・センターで保健師として働いた数年間、先生から多くのことを直接学ぶ機会を得ました。大学での先生による「医学概論」「内科学」などの講義を基盤に、診察で患者さんに接する姿、常に医療革新のためにチャレンジする姿、ご著書の中の言葉が、私が海外で学ぶことを選択する動機となり、その後、WOC看護の専門家となる動機づけになりました。そして1997年から2015年まで宮城大学看護学部で看護基礎教育に携わる機会を得て、基礎教育の重要性にあらためて気づくことができました。

◉ **本書が誕生するまで**
　私は、当時、教員として大学2年生の必修専門科目である「治

療看護論」を担当していました。この科目のコンセプトは、「看護学のサイエンスとアート」を理解することでした。エビデンスに基づく看護の実践と看護のアートを看護学生にわかりやすく理解してもらえるよう、WOC看護を中核に講義を展開しました。その講義の冒頭で、教壇に立つ勇気を与えてくださった日野原先生との出会いを語り、看護にはサイエンスが不可欠な要素であることやアートの技など、先生から学んだことをご著書とともに学生たちに紹介しました。

その講義の後、1人の学生から、「日野原先生のお話を直接聞くにはどうしたらよいですか?」と質問があったのです。後に先生の講演等のスケジュールを秘書の方にうかがう機会がありご相談したところ、宮城大学とのご縁もあって、半年後に先生が講

義に来てくださることが決まりました。

　とりわけ2年生は最初の病院実習を終えた直後だったので、看護に対する期待や不安を抱えている時期でした。講義の前に、先生にうかがいたいことを全員に記述してもらい、先生にお届けしました。

　講義の当日、先生を待つ学生たちはキラキラと目を輝かせていました。日野原先生は、限られた時間の中で、「看護学を選択したことは、これからの人生で意味があること」「将来、専門家として活躍するために生涯学び続ける必要のある学問であること」「看護はケアをとおして必ず対象者に感謝され、それ以上に自分が成長する仕事であること」をわかりやすく話してくださいました。そしてすべての学生をワクワクさせた上に、学生からの質問

の1つひとつに対して、もれなく助言を書いてくださったのです。

　日野原先生の講義の後、助教の1人が学生への助言が書かれた用紙のコピーを残してくれていました。そのことをすっかり忘れていた私は、そのコピーを退職前に机の中から偶然発見したのです。それが本書の基となりました。

⦿ 本書で伝えたいこと

　看護をこころざす学生たちへの日野原先生の助言をまとめた本書は、今まさに看護学生である方たちはもちろん、専門家として活躍するナースたちにも、かつて看護学生であったころ、少なからず悩み苦しんだ日々を懐かしく思い出させることでしょう。それと同時に、そのころ、このような助言があれば、「悩むことが

当たり前で、それを課題として乗り超えた先に専門家としての活躍が約束されていること」をもっと早く知り得ただろうと思わせます。臨床に限らず、看護を必要とする多様な場で活躍する読者の皆さんが、看護をとおして人としての成長を実感されていることを願います。

　本書に記された学生の言葉の1つひとつ、すなわち将来の看護に対する思いは、講義と実習に明け暮れる看護学生である読者の皆さんには、看護学を専門として選択したことに対する不安を希望に変える一助になることでしょう。また、これから看護学を学ぼうとしている方々にも、本書のメッセージが届くことを願っています。

　日野原先生は天に召されましたが、先生から看護学生への助

言は、ナースになりたいあなたを支え、ナースとして活躍するあなたから看護を必要としている患者とその家族へと、これからも優しく、そして力強く還元されていくことでしょう。

2019年3月

宮城大学名誉教授
徳永惠子

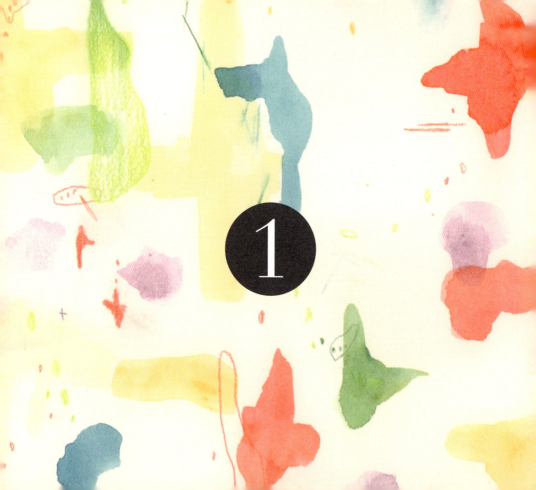

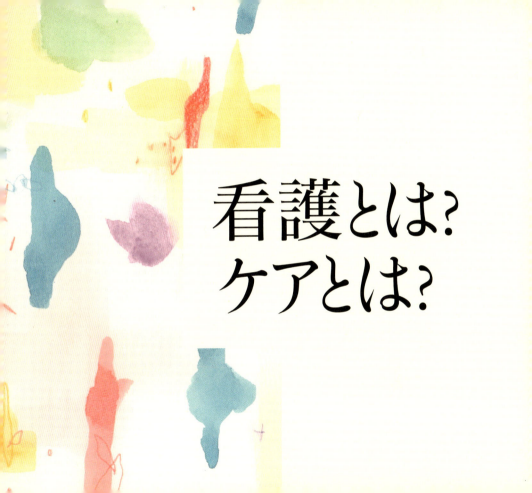

看護とは?
ケアとは?

1　大学に入る前までは、「看護」というものは、「"患者さんの援助"である」という狭い見方しかできていませんでした。

　授業や実習をとおして、看護の幅の広さを最近つくづく感じています。自分のやってみたい看護分野も、学べば学ぶほど広がっていくのではないかと思っています。

看護のケアは、
見知らぬ他者への
配慮や愛の行為と
連なります。
愛が広がるように、
ケアも人から人へ
広がっていきます。

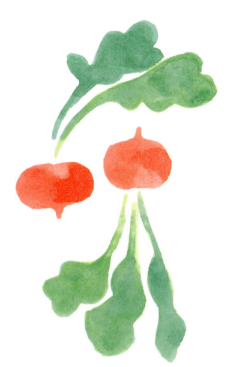

2　看護に対して興味があるなという漠然とした思いから大学に入りましたが、今は勉強することで新しく気づかされることが多いと感じています。

　そして、学んだことが実際に人と接したときに、どのように対象に生かされるのかが課題になると思っています。

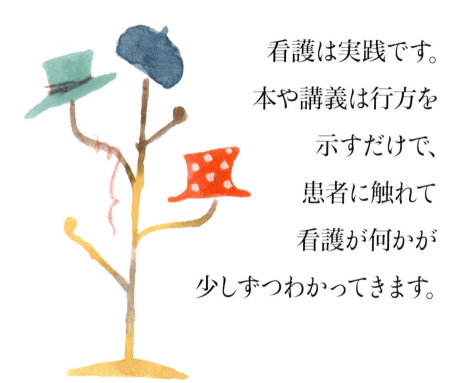

看護は実践です。
本や講義は行方を
示すだけで、
患者に触れて
看護が何かが
少しずつわかってきます。

3　私は昔からナースになりたいと思っていましたが、2年間勉強してみて、大学に入る前とは看護というイメージが変わってしまい、今は高校のときほどの意欲をなくしています。医療に興味を持っていたため、大学に入ってニーズというものを本格的に、そしてかなり実感させられ、学ぶ自信を失ったということもあります。一方で、違った興味を持ったのも事実で、もっと看護というものを学び、考えていきたいと考えています。

看護のイメージは、人間が成長するに
つれて変わってきます。
成長しないと看護の
本体はわかりません。
看護の臨床に進むと、
だんだん働きがいのある
ことがわかってくるでしょう。

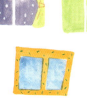

4

ナイチンゲールの書に、「自分を相手のただ中へ投入する」という言葉があり、講義でも、まさにこの「自分が経験していない痛みに対しても、痛みを感じることができる感性が看護である」ということだと聞きました。

でも、私にはこの言葉を理解できるような体験がなく、いまいち明白に理解できません。

未だ経験したことのないものを、さもするどい感性で見とらなければならないということを、ナイチンゲールは看護学生に言ったのです。平素から人との交わりの中に、音楽、歴史，伝記文学の中に感性を磨いてください。

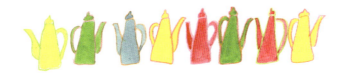

5 これからのナースに求められるものについて話していただきたいと思います。地域との密接な看護が求められるのか、世界を見つめた看護が求められるのか、先生のお考えを聞けたらうれしいです。

　また、看護の専門性を学問として学ぶということはどういうことでしょうか。

心と身体が健やかになるよう、
患者のそばにいて、知識と技とで
支えてあげることが看護です。
看護とは、知識と技術を、
患者に適用するタッチの技です。
知識にも技術にも専門性が
あります。

6 看護を学ぶようになってから、人が何を必要としているのかについて考える機会が多くなりました。

しかし、まだ2回くらいしか実習していないため、患者にどのようにかかわる専門家なのか、感じとったり確信したりすることができません。

ケアがどのようなもので、どのような位置にあるのか知りたいです。

看護のケアとは、看護の知識と技術を患者にどう提供するか、その技が中心となります。これには患者の身体的のみならず、心理的、社会的理解が必要です。

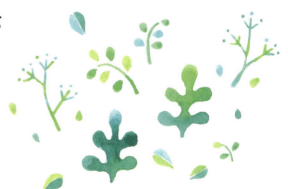

7 看護を学んでいると、結論や答えが十分に得られないままに精神論だけで済まされる場合が多いように感じます。

科学的裏づけに基づいた治療・看護はなぜ必要なのでしょうか。

科学的裏づけがないと、
医学も看護もサイエンスとなれません。
ただサイエンスの適用、人間との
タッチの中にアートとしての
看護があります。

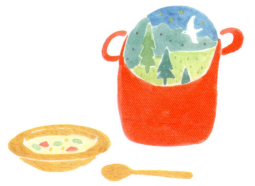

8 看護をいろいろな先生に学んでいくうちに、看護というものには決まった答えがないんだなと感じるようになりましたが、このような受け止め方でよいのか心配になります。

どうしてなんだろうと答えを考えることは難しく、わからないときはつらいです。

看護の道は奥行きが広く、
入り口から全貌を覗くことは
不可能です。歩いている
うちにわかってくるものです。
一歩一歩の歩みを
大切にしながら
進んでください。

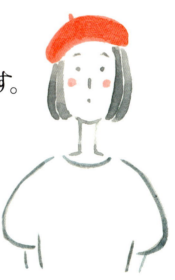

9 私は実習に行っても、ケアに対して積極的になれないのですが、ケアの重要性とはなんでしょうか。

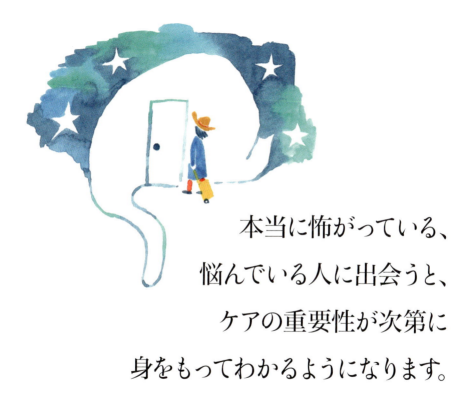

本当に怖がっている、
悩んでいる人に出会うと、
ケアの重要性が次第に
身をもってわかるようになります。

10 ニードを見つける手段には、具体的にどんなものがあるのでしょうか。

自分では、実習中、看護記録を基に観察したり、患者さんの言っていること・行動・表情を見たりして判断したのですが、それを援助につなげるのも難しいです。

ニードを見つけるには観察力、感性、コミュニケーションの技がなければなりません。人間として成熟する努力が必要です。友との交わりの中にニードをつかむ訓練も必要です。患者のニードを察する前に、友人や両親のニードを察する訓練がなされるのです。

11

看護におけるクライシスへの過程（crisis intervention）について興味があります。それに関するご経験をお話しくださるとうれしく思います。看護ケアでのクライシスへの介入には、どのような意味があるのでしょうか。

患者のクライシスを、人のことと
冷たく思わないでください。
ともに悩むという心が
あなたを成長させる
でしょう。

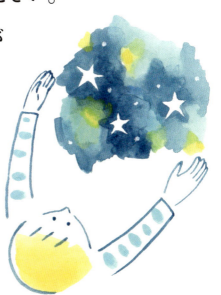

12

看護は「後追い」のものであると思っていました。でも、やはり何に対しても未然に防ぐことが第一の策であると今は思っています。例えば褥瘡などでキュアにかかわるためにも、今学ばなければならないのだと思っています。

傷ついた患者を助けるとともに、
予防する生活指導こそは
ナーシングの
大切なパートです。

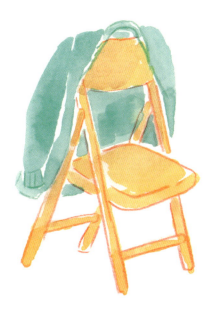

13 看護は病院内だけで行われるものだと思っていました。

しかし、大学で学んでいくうちに、病院内だけではなく社会全体に対して必要なのではないかと思うようになりました。このような考えは間違っていないでしょうか。

ナーシングは病院にも老人ホームにも、
また家庭にも存在します。
しかし、その基礎は
病院での実習で
得られるものです。

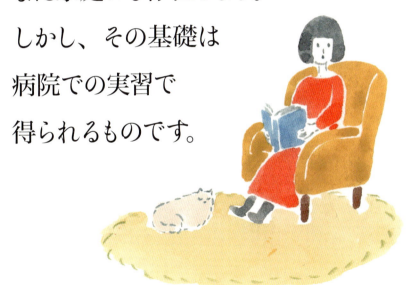

14

看護という分野に興味を持ってから、人の生と死について考える機会が多くなりました。先生のご著書の中には生と死を扱ったものも多いのですが、先生ご自身はどのように生と死を受け止めているのでしょうか。医療の発達と人間の尊厳、このバランスは非常に難しいと思うのですが。

死にゆく患者に接することにより、
自分の死が見えてきます。
そして、死に連なる生とは
何かがだんだんわかって
くるでしょう。

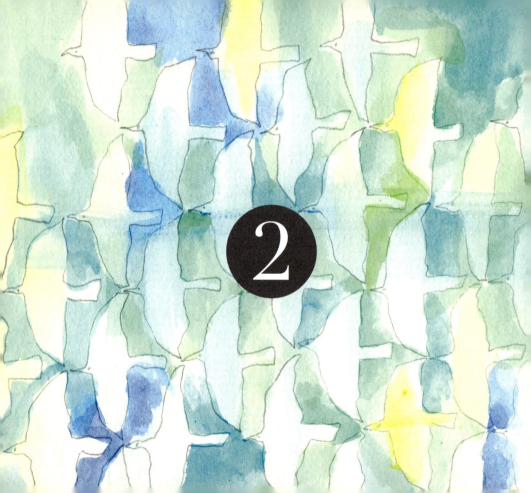

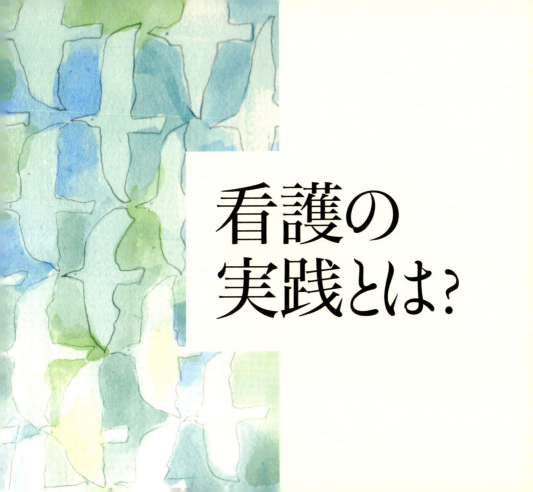

看護の実践とは?

15

ナースはどのような専門家なのでしょうか。

医師の手伝いのように思っている人は多いと思いますが、医療における看護の位置づけが、2年生になった今でもわかりません。

実力のあるケアができるナースになると、ナースは医師のパートナーとなって働いていることがわかるでしょう。ナースが知的にも技術的にも成長して、初めて医師とナースとの専門家としてのパートナーシップがわかってくるでしょう。

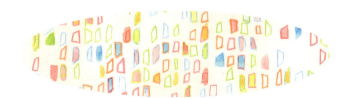

16

ナースというと、「白衣の天使」という固定観念が世間ではまだまだ強い気がします。でも勉強しているうちに全然違うなと感じました。

看護はその人自身の生き方、考え方を大きく含んでいくものだと思いました。

白衣の天使とは、悩む患者が救いを
求めるイメージです。本当はもっと
リアルな体験の中に
看護は生かされる
のです。

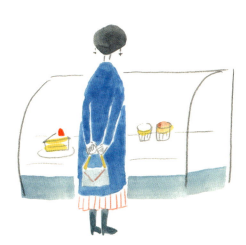

17

今学校で学んでいることと、実際の臨床の場でのケアの進め方と、まったく違うこともあり得るのではないかと思います。

そういうときはどうしていくべきなのでしょうか。

教室の中の学びと臨床の場とは
大いに違うものです。その臨床の
中にこそ、やりがいのあるナーシングが
だんだん見えてきます。

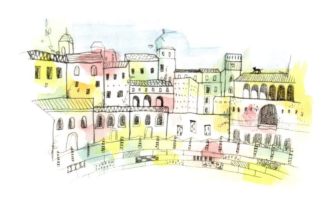

18

看護の職場で働きたいと思っています。しかし、大学に入っていろいろな専門性をもつナースがいることがわかり、看護の現場には最先端の技術が活用されていない事実を知りました。

現場で働きながら最先端の技術を取り入れるのは難しいのでしょうか。

まず、ナーシングの一般の
ことができてから、その後の情勢と
自分の関心から専門性を
選ぶべきでしょう。
基礎としてのナーシングを
大切にして
ください。

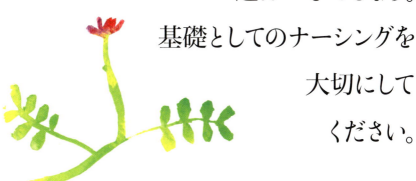

19　ナースは医師の許可なく治療を行うことができないことになっていますが、このためにナースを医師よりも位が低いとみなしている医師は今もいるのでしょうか。

　医師とナースの関係の本当のところを聞いてみたいです。

そのように考える古い医師もまだいるかもしれませんが、今は医師とナースとはパートナーと考え、看護の専門性を生かした治療やケアを提供すべきです。

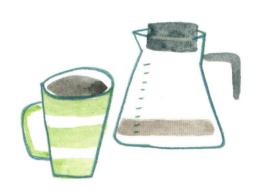

20

人の人生に触れるナースに必要なもの、これからのナースに最も求められることはなんでしょうか。看護学生のうちにどの程度、何を学ばなければならないのでしょうか。

ナースに求められるものは、
感性と誠実さと愛でしょう。
これは教室内だけでなく、
人との交わりの中で
体得されます。

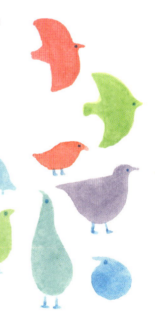

21

今まで、(基礎看護学実習なども含め)看護を学んできて、科学的根拠に基づく看護や客観的データに基づく看護の大切さについてわかってきたつもりで、とても大切なことではあると思います。しかし、それ以外の心理的な援助や、患者の個別性に配慮することにあまり注意できなくなってきた面があります。どうしたらいいでしょうか。

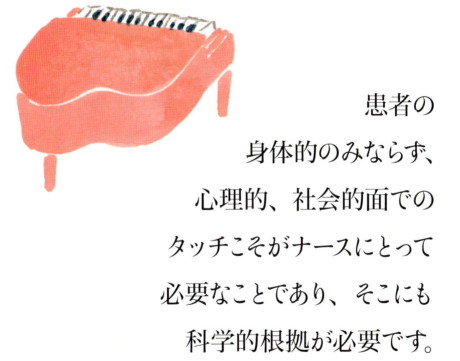

患者の
身体的のみならず、
心理的、社会的面での
タッチこそがナースにとって
必要なことであり、そこにも
科学的根拠が必要です。

22 看護について、技術的なものや知識はもちろん大切ですが、心理的なケア、また自分の適切な判断が必要であることに対して難しさを感じています。自分なりに行うのではなく、患者なりにケアすることが大切なのだと考えるのですが、実施する方法がまだよくわかっていません。

まず、患者の側に立って
患者を理解する。心が通じる方策を
体得することが必要です。

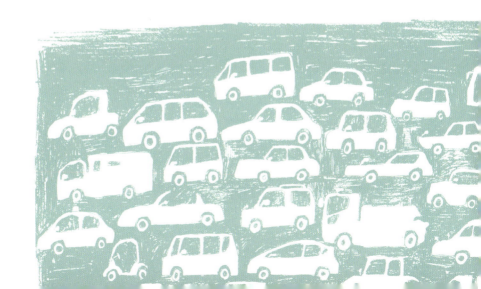

23 　私は、ケアするということは容易ではないと思っています。人間にかかわる以上、個人によって性格も異なるし、病気も違います。その人に合ったケアをするために必要なことは何でしょうか。

その人に合ったケアをするには、その人との間によきコミュニケーションをつくらなければなりません。患者との前に、他人とのコミュニケーションの技を高める努力がまず大切です。

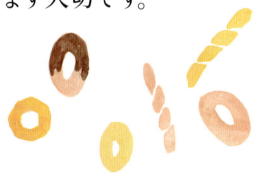

24 特に老いとの関係で、看護がどれだけよく患者さんの生きる力を引き出すことができるのかが知りたいです。

老いた人は
いろいろな機能を
失います。
老人を支えつつも、
老人の身体の中に
ある力を上手に
引き出すのが看護です。

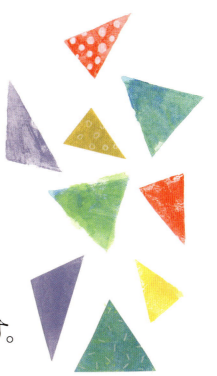

25

実習中に感じたことですが、患者と医療者が対等ではないなと思います。アメリカでは患者が"お客様"としての権利を主張しているのに、日本では患者が遠慮して我慢して、それが美徳であるかのような風潮が感じられて、私はとても居心地が悪いです。入院経験がないせいもありますが、あまりに感謝されすぎると、仕事としてやっているのになと不思議に思います。

患者と医師との関係は、人間対人間ということからは対等です。対等ということと、礼儀とは少し異なるでしょう。日米の差は保険制度と関係なく、日本における社会的習慣のためです。

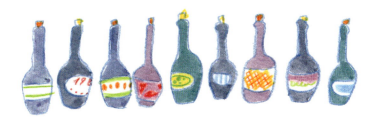

26

ナースになろうと思ったきっかけはすごくささいなことで、実習をしているとふと、とても大変な職業を選んだなと思うことがよくありました。でも、実習をして人と接することでとてもうれしく思ったり、よかったと思うこともあったりして、この勉強を選択してよかったなと思いました。

まだまだ知識不足だと実感しているので、これからも頑張ろうと思います。

患者に触れてケアをすれば
するほど、ケアのための実力不足を
感じるでしょう。生涯をとおしての
学習が必要です。

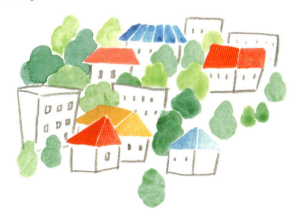

27 看護の仕事をめざして大学に入りましたが、その魅力を感じるとともに、本当に難しい仕事だとあらためて実感しています。看護の知識だけでは、患者さんによいケアを提供することはできないと思います。

「人と接する仕事」として、患者さんの心理面をしっかりケアできるナースになりたいと思っています。

患者の苦しみや
悩みに共感できるような、
いとおしみの心の
備わったナースに
なってください。

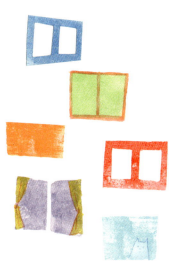

私はナースになれるかな?

28

看護は難しい……と悩んでばかりの実習でした。どうしたら改善するでしょうか。

迷いは誰にでもあることです。
しかし、看護学は21世紀で大きく
飛躍する領域です。
元気を取り戻して
勉強してください。

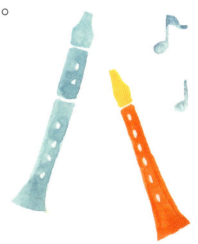

29

自分が進んでいきたい看護の道が、まだよくわかっていません。

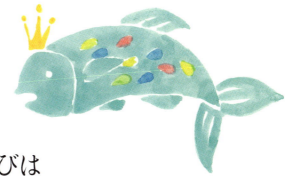

看護は

実践です。

教室での学びは

案内図のようなものです。

患者に触れる機会を持つにつれて、

看護が自然にわかってきます。

30

大学に入るまでは「絶対にナースになるんだ」と思っていましたが、実際に授業を受けたり実習に行ったりしているうちに、「ナースになるのはどうしよう、自分にはあまり向いていない仕事じゃないかな」と感じてしまうようになりました。

でも、ナースにならないにしても、授業内容は今後の生活に役に立つものだとは思います。授業にはとても興味が持てます。でも、迷っています。

迷いは誰にでも生じます。ナーシングの実態を知らないで看護の学校に入学する人は少なくありません。しかし、ナーシングを現場でやっていると、やりがいのある専門職だということがわかってくるでしょう。

31

大学に入って看護学を学び始め、自分のやりたいことではなかったと気がつきました。今後、看護学を学び続けていてよいか、迷っています。

頭で考えた看護学と実際の看護は非常に違います。医学もまた同様です。パリ行く前に案内書で読んだパリと、実際しばらく滞在した後のパリの印象とが大いに違っているのと同様です。ナーシングをやってみなければ、覗いただけでは、本当のことはわかりません。

32

実際に看護を学んでみて、思った以上に大変です。

治療のみだけでなく、ほかのことにも重点を置かなければいけないので、少し自信をなくしています。

ナースの働く領域は
非常に広いです。
そこでひととおりの
ナーシングを習得した上で、
何かを専門に追求する
ことが大切です。

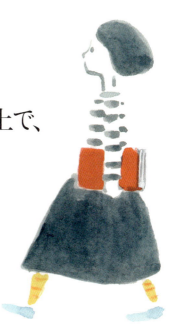

33 将来、ナースになろうと思って看護学部に入ったのですが、未だに血を見ることができません。こんなことでナースになれるのでしょうか。

血を見ることにアレルギーがあるのは、次第に解決されます。よい意味での慣れ現象が必ず起こります。死体解剖のできなかった医学生でも、皆いずれはできるようになります。

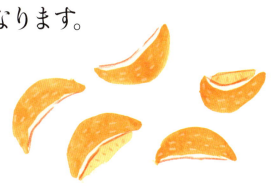

34

　私は、病院実習のとき、看護をどのように行えばよいのかいくら考えてもわからず、悩みました。実習に行くことが嫌になり、看護に対しても「どのような気持ちで行えばよいのか」「看護とは難しいもので、私にできるのか」と悩んでいます。

　先生の講義で、これから看護を前向きに学ぶ上でのきっかけをつかみたいと思います。

人間と人間との交わり、コミュニケーションの知識と技術をまず学ぶこと、その上にナースと患者とのコミュニケーションが築かれるでしょう。

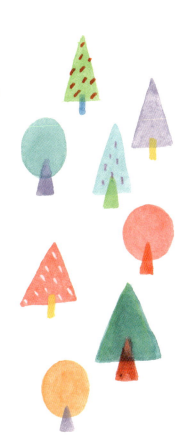

35

私の母がナースだったので、私もなんとなく看護の道に進もうかなと思ったのですが、実際に勉強していて、本当にこれでよかったのかと時々思います。

実習に行けばわからないこと、できないことだらけだし、本当にやっていけるのかとすごく不安です。看護や援助すること自体は好きなのですが。

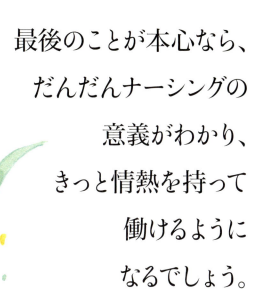

最後のことが本心なら、
だんだんナーシングの
意義がわかり、
きっと情熱を持って
働けるように
なるでしょう。

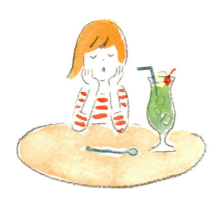

編集をおえて

⦿ その後の看護学生たち

　さて、先生への質問を記した看護学生たちは、今どうしているでしょうか。私は学生たちに、卒後10年あまりを経たクラス会で再会しました。そして、その多くが臨床の最前線で立派に活躍していることを確認したのです。

　看護をこころざす皆さんは、自分はナースに向いていないのではないかと思われるかもしれません。しかし、卒業しても、国家資格を得ても、実践に不安はつきものです。不安がないほうが不思議なくらいです。看護を実践する前に、自分のできることと

できないことがあやふやな状況を解決したいと思われるでしょうが、この問題はすぐには解決しません。

　国家試験に合格すれば、一人前に安全なケアが提供できるという保証はありません。それでも、実習先で先輩ナースが適切なケアを提供していることを観て知ることは、専門家となることへの動機づけとなります。皆さんが、「こんなナースになりたい」と憧れるナースに早く出会えることを願っています。そして、なによりも、「看護学を学ぼう」と思った気持ちを忘れないでください。学生時代に感じる看護を仕事とすることに対する期待と不安は、看護職になっても誰もが生涯忘れることのない思いです。そのような思いを理解し共有できる強い味方が、看護職の先輩でありロールモデルなのです。

⦿ それでも不安なあなたに

　それでも不安なあなたに、私が日野原先生から学び、今でも大切に思っていることをお伝えします。

　私は、1973年に聖路加看護大学の卒業式の式辞として、日野原先生が看護に携わる上で大切な要素の1つに「感性」を挙げられたことを記憶に留めています。また、看護職には医学の進化とともに生涯にわたって新しい知識と技術を学び続ける責務があること、学習し続ける大切さを先生は常に述べていました。そのとおりです。

　医療の進化とともに、看護職にもより専門性の高い知識と技術が期待される時代になりました。チーム医療のコンセプトがすべての医療サービスの基盤となる現在、そしてこれからは、看護

とはどのような専門性を期待される仕事であるのかを、明確に自分の言葉で対象者はもちろん、医師など他のチームメンバーにも説明する必要があります。自分の役割を明確に理解し実践できなければ、チーム医療の一員として任された役割を発揮することはできません。患者に不利益が起こらないように機能することは、看護の重要なアドボカシーでしょう。

　看護の支援を必要とする人々のために、感性を育てましょう。美しいことを美しいと感じられるアートの感覚、美味しいものを美味しいと感じられ、楽しいことを他者と共有できる喜び、人の痛みや悲しみを感じることができる心を大切にしてください。

　多種多様な看護技術とともに、薬剤が身体に及ぼす影響など適切なアセスメントができるための知識を持ち、治療や処置のた

めにあなたに24時間生命を委ねる患者に思いを馳せ、そして信頼される専門家をめざしてください。

　なお、編集にあたり、日野原先生の助言は原文のままに、学生たちの質問は同様の内容をまとめるなどいたしました。
　最後になりましたが、企画からクラスメイトへの連絡等もっとも手間のかかる役割を快く引き受け支援してくださった霜山真君、本書の企画・編集にあたり忍耐強い支援をいただきました日本看護協会出版会の中島悦子様に心より感謝いたします。

徳永惠子

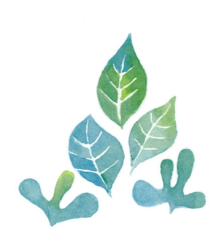

日野原重明（ひのはら しげあき）

1911年山口県生まれ。1937年京都帝国大学医学部卒業、1941年聖路加国際病院の内科医となる。聖路加国際病院名誉院長、聖路加国際大学名誉学長、一般財団法人ライフ・プランニング・センター理事長を歴任。1993年勲二等瑞宝章、1999年文化功労者、2005年文化勲章受章。著書に『死をどう生きたか』（中央公論新社）、『生きかた上手』（ユーリーグ）、『日野原先生からナースに贈る35のメッセージ』・『看護の時代』[共著]・『「生きる」を考える』[共著]（日本看護協会出版会）など多数。2017年7月、逝去。

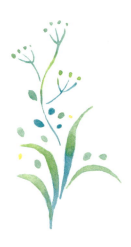

日野原先生から看護をこころざす人に贈る35のメッセージ

2019年4月10日 第1版 第1刷発行　　　　　　　　定価（本体1,200円＋税）
〈検印省略〉

編　　者――徳永惠子
発　　行――株式会社日本看護協会出版会
　　　　　〒150-0001　東京都渋谷区神宮前5-8-2　日本看護協会ビル4階
　　　　　〈注文・問合せ／書店窓口〉TEL／0436-23-3271　FAX／0436-23-3272
　　　　　〈編集〉TEL／03-5319-7171
　　　　　http://www.jnapc.co.jp
装　　丁――臼井新太郎
イラスト――アライマリヤ
印　　刷――株式会社フクイン

本書の一部または全部を許可なく複写・複製することは著作権・出版権の侵害になりますのでご注意下さい。
ⓒ 2019　Printed in Japan　　　　　　　　　　　　　　　ISBN978-4-8180-2189-1